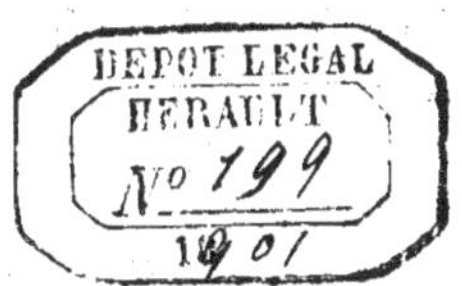

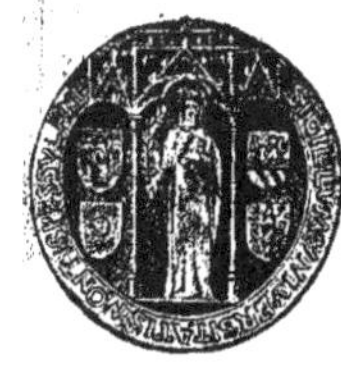

Dr Raymond TRIOL

De l'Entéro-Colite muco-membraneuse au cours de l'Appendicite chronique

MONTPELLIER
GUSTAVE FIRMIN ET MONTANE

DE L'ENTERO-COLITE

MUCO-MEMBRANEUSE

AU COURS DE L'APPENDICITE CHRONIQUE

PAR

Raymond TRIOL

DOCTEUR EN MÉDECINE

EX-EXTERNE DES HÔPITAUX DE MONTPELLIER (CONCOURS 1898)
EX-INTERNE PROVISOIRE DES HÔPITAUX DE MONTPELLIER (CONCOURS 1899)

MONTPELLIER
IMPRIMERIE GUSTAVE FIRMIN ET MONTANE
Rue Ferdinand-Fabre et quai du Verdanson

1901

A MA FIANCÉE

R. TRIOL.

AVANT-PROPOS

Les rapports de l'appendicite et de l'entéro-colite muco-membraneuse ont été diversement interprétés et ont donné lieu à diverses opinions. Ces opinions, au nombre de deux, sont diamétralement opposées, mais elles ne paraissent pas jouir de la même faveur parmi les différents auteurs. Tandis que, le premier, Dieulafoy, s'appuyant sur sa propre statistique à laquelle il joint celle de Potain et de Bottentuit, prétend que dans ses 7 ou 800 observations d'entéro-colite muco-membraneuse on n'observa jamais d'appendicite, et que, par conséquent, il faut dénier toute relation de cause à effet entre les deux affections, du moins en ce qui concerne l'appendicite vraie et non les pseudo-appendicites qui, d'après lui, correspondent aux typhlites des anciens auteurs, typhlites que l'on peut rencontrer au cours des maladies générales et des colites chroniques, en particulier dans l'entéro-colite muco-membraneuse ou sableuse ; l'opinion inverse, admise aujourd'hui par la majorité des membres des sociétés savantes, et qui fait de l'appendicite une complication de l'entéro-colite a été soutenue par Lucas-Championnière et surtout par Reclus, dans les célèbres discussions de l'Académie de Médecine en 1897. Mais ces auteurs et tous les autres avec eux ont grand soin de distinguer et de considérer comme très rare l'appendicite aiguë, perforante, avec péritonite généralisée, survenant au cours d'une entérite ; c'est, au contraire, l'appendicite chronique, caractérisée, comme le dit Broca, par « des accidents légers, presque nuls même », « l'appendicite larvée » d'Ewald que l'on rencontre dans l'immense majorité des cas. Nous nous rangeons volontiers à cette opinion, car nous ne saurions ne pas être frappé par les arguments de la plus grande valeur, arguments que nous étudierons en temps et lieu, fournis par Reclus et les autres.

Mais, à côté de ces deux opinions, il nous paraît en exister une troisième, et c'est précisément celle-là qui fait le sujet de notre thèse. Depuis longtemps déjà, M. le professeur Tédenat avait remarqué, ainsi que nous le verrons dans l'observation inédite et due à son obligeance que nous relatons plus loin dans tous ses détails, M. le professeur Tédenat avait remarqué que des malades, atteints d'entéro-colite muco-membraneuse, présentaient de temps en temps des crises douloureuses dont le point maximum de localisation était la fosse iliaque droite, et spécialement le point de Mac-Burney. Alors, songeant à l'appendicite, il s'était décidé à intervenir, et l'appendice qui fut trouvé malade dans ce cas et dans deux autres analogues étant enlevé, les symptômes d'entéro-colite disparurent pour ne plus revenir. De là à admettre que, contrairement à ce qu'on pouvait penser, l'inflammation, non pas aiguë, mais subaiguë, chronique de l'appendicite, pouvait dans quelques cas occasionner l'affection intestinale qui nous occupe, il n'y avait qu'un pas ; ce pas a été franchi, et ce sont ces idées de notre Maître que nous désirons discuter. De nos jours on les admet de plus en plus, mais l'expérience ne les a pas encore consacrées. C'est ce que nous allons nons efforcer de faire. Nous ne prétendons pas que les théories précédentes, notamment celle de Reclus, ne doivent pas être admises, au contraire, mais nous tâcherons, à côté de cette théorie qui s'appuie sur des cas incontestables, d'édifier notre théorie à nous, l'inverse de celle de Reclus, reposant sur des faits certains, bien observés et sur des cas non moins incontestables. Nous regrettons qu'il nous manque l'immense savoir et l'expérience de M. Tédenat, pour mener à bien notre tâche ; mais, dans la rédaction de ce travail, nous espérons que l'on trouvera du moins ces qualités : la sincérité et la conviction.

Qu'est-ce que l'entéro-colite muco-membraneuse ? C'est ce que dans un court historique de la question nous essayerons de définir, en insistant spécialement sur les travaux qui ont trait à ses rapports avec l'appendicite. Nous nous occuperons de son anatomie pathologique, nous passerons le plus rapidement possible ses symptômes en revue, en montrant toutefois les relations symptomatiques des deux affections, nous nous arrêterons un peu plus longtemps sur son étiologie et sa pathogénie, dans laquelle nous ferons naturellement une large place à l'appendicite chronique, nous étayerons ces relations sur certaines observations déjà publiées, et sur celles inédites que nous avons en notre possession, et, après avoir parlé du pronostic, après avoir tenté d'esquisser un diagnostic, nous tirerons quelques conclusions.

DE

L'ENTÉRO-COLITE MUCO-MEMBRANEUSE

AU COURS

DE L'APPENDICITE CHRONIQUE

DÉFINITION ET HISTORIQUE

L'entéro-colite muco-membraneuse est une affection mal définie ; c'est un complexus symptomatique que l'on observe plus spécialement chez les sujets neuro-arthritiques et qui se traduit habituellement par trois grands symptômes : 1° Douleurs, tantôt vagues et sourdes, tantôt plus aiguës, généralisées parfois dans tout l'abdomen, parfois, au contraire, localisées, notamment dans la fosse iliaque droite ; 2° Constipation habituelle, à laquelle succèdent de temps à autre de véritables crises de diarrhée ; 3° Rejet, pendant ces crises, de glaires ou de fausses membranes. Mais l'accord est loin d'être fait parmi les auteurs, dès qu'il s'agit de l'anatomie pathologique ou de la pathogénie de cette affection ; il n'y a pour s'en convaincre qu'à passer en revue les plus expressives parmi les dénominations diverses qui lui ont été données : diarrhée glutineuse (Van Swieten), entérite glaireuse (Nonat), diarrhée tubulaire (Good), croup intestinal (Clément), entérite interstitielle (Wannebroucq), colite sèche, chronique (Potain), colite mucino-membraneuse (G. Sée), etc. Ainsi désignait-on l'entérite, la colite ou l'entéro-colite muco-membraneuse.

Comme on le voit, chaque observateur n'a désigné que le symptôme qui l'avait le plus frappé, mais d'étiologie ou de théorie pathogénique, il n'en est pas question. C'est ainsi que Fernel (1) nous rapporte, en 1638, dans sa Pathologie, l'observation de l'ambassadeur de Charles-Quint qui avait expulsé un corps ferme et percé d'un conduit dans son milieu, long d'un pied ; au contraire, cependant, Morgagni, dans sa 31e lettre sur le flux du ventre, citant une observation de Zollicoffer, nous enseigne que dans certaines dysenteries, on peut trouver des corps gras, en apparence charnus et membraneux, sans qu'il y ait de lésion intestinale. Il faut arriver à Sannert et à Lancisi pour apprendre que certains «tænias des intestins» ne sont pas des vers (Cruveilher (2) croit devoir à ce sujet, établir en 1862, un diagnostic différentiel). En 1833, Roche (3) faisait de l'entéro-colite une affection diphtérique, qu'il rapprochait de l'angine diphtéritique et du croup ; Gendrin (4) soupçonna, en 1841, la véritable nature de ces produits muco-membraneux, mais encore Billard et Valleix, et à leur suite, Rilliet et Barthez les confondaient, en 1853, avec le muguet. Ce n'est qu'en

---

(1) Fernel. — Patholog. Lib. VI, cap. IX, p. 157 (1638).

(2) Cruveilher. — *Traité d'anat. path. générale*, 1862.

(3) Roche et Samson. — *Nouveaux Elém. de pathol. médico chirurg.*, 3e édit., 1833, t. I, p. 557.

(4) Gendrin. — *Diacrises gastro-intestinales*, t. III, 1841.

1861, que Laboulbène, dans son travail : Recherches cliniques et anatomiques sur les affections pseudo-membraneuses, complétant l'œuvre de Gendrin, démontre l'origine muqueuse de ces produits. C'est depuis cette époque qu'ont paru de nombreux travaux, dont nous citerons les principaux : présentations, à la Société anatomique de Broca, Langlet, Potain, mémoires et notes de Merlan de Chaillé, Perrod, Williams, et résumant et précisant ces données nouvelles, la note de Siredey, les mémoires de Wannebroucq enfin de 1874, sur l' « entérite interstitielle », dont les lésions malgré Thiroloix, ne peuvent être attribuées à l'entéro-colite muco-membraneuse. Citons enfin la thèse très intéressante et très complète de Froussard. Sans entrer dans de plus grands développements et pour ne pas surcharger cet historique, ce qui le rendrait encore plus aride, nous proposant chemin faisant de le compléter, nous nous bornerons à remarquer que parmi les nombreux auteurs, tant américains que français, qui se sont occupés de la question, chacun, s'inspirant de ses idées propres ou de celles qu'on lui a inspirées, essaye de bâtir une pathogénie nouvelle.

Nous ne saurions cependant résister au plaisir de signaler les idées de notre maître : l'influence des lésions utéro-annexielles sur la production des entérites, hypothèse qui se trouve très souvent vérifiée et de citer la thèse de Bouissou (1898), inspirée par M. le professeur Tédenat, la thèse de Barnsby et, enfin, l'article de Reynès, dans la *Presse médicale*. Mais ce n'est pas tout : dès 1897, Dieulafoy crut devoir protester dans la séance du 9 mars de l'Académie de Médecine contre certaines opinions des chirurgiens, qui, dans la Société de Chirurgie, avaient quelque temps auparavant, fait de l'appendicite une complication de l'entéro-colite muco-membraneuse. Pendant diverses séances on discuta sur les rapports de ces deux maladies et cette intéressante question s'est notablement éclaircie. C'est ce qui ressort clairement de la lecture de la thèse de Vorbe : des rapports de l'appendicite et de l'entéro-colite muco-membraneuse, et de l'excellent article de Beurnier : « Quelques réflexions à propos de la colite muco-membraneuse, et de l'appendicite qui se produit au cours de cette maladie », *Journal des Praticiens,* 10 février 1900.

Mais si tous ces auteurs voient une relation de cause à effet entre l'entéro-colite muco-membraneuse et l'appendicite, aucun ou bien peu ne voient ou n'admettent la relation inverse. Nous tenterons de discuter cette opinion dans notre chapitre de pathogénie, et nous ferons en même temps, au point de vue historique, le relevé et l'analyse des écrits, bien peu nombreux, et encore obscurs, de tous ceux qui, comme nous, croient que dans certains cas une appendicectomie peut guérir des malades atteints depuis très longtemps déjà d'entérite chronique.

ANATOMIE PATHOLOGIQUE

S'il est vrai, anatomiquement parlant, que l'inflammation chronique de l'intestin puisse se propager à l'appendice, ne peut-il pas être vrai inversement qu'une appendicite peut occasionner une entérite? C'est ce que nous allons examiner. Mais avant d'aborder notre sujet, faisons auparavant une anatomie et une histologie rapides des deux organes. « Pendant la période embryonnaire, dit Testut, et les premiers temps de la vie fœtale, le cœcum, entièrement dépourvu d'appendice, est relativement beaucoup plus long que chez l'adulte. Mais toutes ses parties n'ont pas la même destinée ; tandis que la partie supérieure, celle qui avoisine l'orifice iléo-cæcal, se développe et s'élargit progressivement, sa partie inférieure subit un arrêt de développement, elle se rétrécit peu à peu et se transforme finalement en un petit tube cylindrique creusé d'une cavité centrale, qui n'est autre que notre appendice vermiculaire. » Ainsi donc, même origine. Rien que ce fait nous donnait déjà à prévoir que la structure des deux organes devait être identique. L'histologie nous montre, en effet, que le cæcum est comme l'appendice constitué par quatre tuniques : une séreuse, une musculaire, une celluleuse, et une muqueuse, cette dernière possédant du tissu lymphoïde et un épithélium cylindrique.

Qu'y a-t-il donc d'extraordinaire et d'invraisemblable à ce que l'inflammation de l'une quelconque de ces muqueuses se propage par continuité à l'autre muqueuse ? Sans doute, toute inflammation cæcale ne se propagera pas à l'appendice et vice-versa, mais ce fait est parfaitement dans la limite du possible ; voyons d'ailleurs ce que nous enseigne l'anatomie pathologique. Sans entrer dans de grand détails historiques (1) sur ce que l'on a écrit touchant l'anatomie pathologique de l'entéro-colite muco-membraneuse, nous remarquerons tout d'abord que c'est un des points les plus obscurs de l'histoire de cette affection. On est d'accord cependant pour admettre que les lésions existent dans toute l'étendue du gros intestin. Elles seraient de deux ordres, si l'on en croit Rothman : simple irritation et desquamation exagérée ; de trois ordres, si l'on en croit Guinon : gonflement, congestion, ulcération. « Les ulcérations, même superficielles, dit le premier, qui a pratiqué l'examen histologique d'un cas, doivent être considérées comme secondaires ».

« L'inflammation de l'épithélium de revêtement, et surtout des glandes muqueuses, dit le second, donne lieu à une infiltration de cellules embryonnaires, à noyaux peu distincts, souvent en dégénérescence granulo-graisseuse, se transformant parfois en véritables cellules de pus, serrées et abondantes, et peut, dans certains cas, aboutir à l'ulcération et même à la perforation. » A quelques

---

(1) Dans cette étude anatomo-pathologique, nous n'avons pas, à dessein, été complet. Nous n'avons parlé que des lésions qui avaient quelque rapport avec notre sujet. C'est ainsi que nous avons, en particulier, volontairement omis la description des membranes.

nuances près, on voit que ces deux auteurs ne sont pas bien loin d'être d'accord.

D'autre part, voici comment, d'après Anghel, on divise les inflammations de l'appendice :

1° Appendicite catarrhale ;
2° Folliculite et périfolliculite ;
3° Appendicite abcédée ;
4° Appendicite chronique ;
5° Gangrène de l'appendice.

A la gangrène de l'appendice près, on le voit, les lésions sont absolument identiques dans les deux maladies. Le catarrhe, aboutissant à la folliculite, et puis à l'abcès, la forme chronique elle-même, ne venons-nous pas de les voir décrits par Guinon? Il est donc très naturel de se demander, ce nous semble, en présence de lésions analogues, si les unes ne proviennent pas des autres. Nous n'avons pas à nous occuper si l'entéro-colite muco-membraneuse peut se compliquer d'appendicite. Anatomiquement, histologiquement, anatomo-pathologiquement, rien ne s'y oppose ; la preuve en a, d'ailleurs, été faite à l'Académie de médecine (1897) par Reclus, expérimentalement et par la lecture de quelques observations très nettes et très démonstratives, et par Beaussenat qui, faisant ingérer à des lapins de la viande de bœuf hachée, en pleine putréfaction, constata, à l'autopsie de tous ces animaux, la muqueuse cœcale rouge et épaissie, tout le gros intestin rouge et vascularisé, l'appendice très volumineux, vascularisé, et, dans ces deux organes des ulcérations en coups d'ongle ; l'appendice avait cependant quelques petits abcès. Rien ne prouve, il est vrai, dans ces dernières expériences, que l'appendicite n'a pas été primitive, mais rien non plus ne nous autorise à le conclure.

Mais, abordant plus franchement notre sujet, demandons-nous si, au lieu de voir cette relation entre les deux maladies, on ne peut envisager aussi la relation inverse? Celle-ci est-elle inadmissible? Il nous semble que non et que tout ce que nous avons dit de l'entérite peut parfaitement s'appliquer à l'appendicite. Oui, tout, l'anatomie, l'histologie et même l'anatomie pathologique. Et sans nier la première relation, on peut, à juste titre, s'étonner de ne pas la trouver plus fréquemment. Quoi! cette propagation serait la seule possible, et on ne la trouve pas une seule fois parmi les 800 observations de la statistique de Dieulafoy? N'a-t-on pas dit, d'autre part, que les lésions de l'entéro-colite muco-membraneuse étaient souvent dues à des altérations cadavériques des muqueuses? N'a-t-on pas de plus quelquefois trouvé aucune lésion sur le cæcum et l'intestin de malades ayant présenté de la colite, alors que l'appendice était manifestement enflammé? Ce n'est pas une raison, nous le savons, chaque organe réagissant à sa manière, mais c'est du moins une forte présomption, surtout puisqu'il s'agit de lésions chroniques. Et, d'ailleurs, l'entérite est-elle la seule cause d'appendicite?

Et, outre la propagation, ne peut-on pas invoquer une autre pathogénie? On sait, en effet, que l'inflammation de l'appendice détermine des adhérences péri-appendiculaires. Ces adhérences peuvent plisser le cœcum et la partie voisine du côlon — M. Tédenat en a une observation — y déterminer de la gêne circulatoire, des troubles dans l'innervation ; des diverticules sont tout préparés pour la stagnation, et ce sont là des conditions éminemment favorables à l'éclosion d'une infection et d'une irritation inflammatoire

Donc, puisque l'appendicite succède très rarement à l'entéro-colite muco-membraneuse, puisqu'elle a une étiologie et une pathogénie propres, puisque, d'un autre côté, il existe des observations très nettes à cet égard, nous nous croyons en droit, aucune raison anatomo-pathologique ou autre ne s'y opposant, nous nous croyons en droit, disons-nous, de pouvoir affirmer que l'inflammation peut se transmettre quelquefois de l'appendice au cœcum, sous cette réserve que c'est surtout l'inflammation chronique, car l'inflammation aiguë, évolue souvent trop rapidement ; en d'autres termes, et en un mot, qu'à l'appendicite chronique succède une entéro-colite muco-membraneuse.

SYMPTOMES

Nous n'avons pas à nous occuper ici de faire un chapitre symptomatique très complet de l'entérite muco-membraneuse. Nous ne ferions que répéter ce qui a été si bien dit ailleurs, soit dans l'article de Soupault, soit dans la thèse de Froussart ; de même pour l'appendicite si bien décrite partout. Néanmoins, pour être clair, nous devrons rapidement passer en revue les symptômes de la première affection, insistant toutefois spécialement sur ceux, inconstants, véritables complications, que l'on voit parfois survenir. Nous nous occuperons également des troubles intestinaux que l'on rencontre dans l'appendicite chronique, et nous verrons si, bien interprétées, on ne peut trouver entre ces diverses modalités symptomatiques un lien qui les rattache l'une à l'autre.

L'entérite muco-membraneuse, est, avons-nous dit dans notre définition, essentiellement caractérisée par une triade symptomatique constante : constipation suivie parfois de débâcles diarrhéiques, rejets pendant ces débâcles de fausses membranes, et enfin douleur. La constipation est constante ; elle est opiniâtre, elle répond à la définition de Soupault : « Rétention et accumulation des matières fécales dans le gros intestin, quel que soit leur mode d'évacuation au dehors », elle est totale, c'est-à-dire que certains malades présentent la rareté, la diminution, la sécheresse des matières fécales, ou bien elle est partielle, « dissociée », c'est-à-dire que certains malades ne présentent qu'un seul ou deux des trois caractères que nous venons d'énumérer et qu'on peut, en résumé, décrire trois constipations : une horaire, une quantitative [Lasègue] (1), et qualitative [Mathieu]. Quant aux crises diarrhéiques, qui surviennent au cours de cette constipation, elles peuvent revêtir, elles aussi, deux modalités. Tantôt ce sont des crises de diarrhée ordinaire précédées par des évacuations dures, le plus souvent, au contraire, les matières sont entièrement liquides, contenant en suspension des glaires, des scybales, des fragments informes, des membranes dont l'expulsion se fait avec force « en fusée », qui déterminent par leur passage des sensations de brûlure, de cuisson, particulièrement pénibles pour le patient. C'est, en somme, « une fausse diarrhée, une pluie intestinale » qui survient à des intervalles variables et qui donne lieu à des symptômes locaux ou généraux, sur lesquels nous aurons à revenir, car ce sont de véritables complications qui impriment une forme nouvelle à la maladie qui nous occupe. Le rejet par l'anus de mucus simulant parfois la fausse membrane est le symptôme pathognomonique de l'entérite muco-membraneuse. Nous reconnaîtrons avec Germain Sée, trois types à ces mucosités : 1° le type amorphe ; 2° le type membraneux ; 3° le type mucino-membraneux ou plus simplement le premier et le dernier de ces types, le premier donnant lieu

---

(1) Lasègue. — *Etudes médicales*, 1884, t. II, p. 389.

à ce que Lasègue avait appelé « des crachats intestinaux », le dernier donnant lieu aux formes *rubanées*, *cylindriques* (tubulées ou non) et *filamenteuses*.

On nous excusera de ne pas insister davantage sur ce symptôme qui n'a qu'un rapport très lointain avec notre sujet.

La douleur, enfin, mérite d'attirer davantage notre attention, d'abord parce que c'est un signe constant, ensuite parce que, outre les douleurs habituelles, nous devrons, d'accord avec tous les auteurs, distinguer les douleurs paroxystiques, spontanées ou provoquées, et ayant des localisations diverses qui pourront nous intéresser.

La douleur que l'on rencontre le plus habituellement consiste en « une sensation de pesanteur, de constriction, d'écrasement, se produisant à des moments divers de la journée ». Parfois elle est continue, dans ce cas, assez peu violente, mais sujette à des exacerbations ; parfois aussi elle est intermittente, mais plus aiguë, c'est tantôt une sensation de constriction, de lien qu'on serrerait autour des reins (Lyon), tantôt, une sensation de brûlure, de plaie vive, c'est un courant d'eau chaude traversant le tube intestinal (Williams), tantôt c'est une bête qui vous ronge « cela va, vient » (Mercier) ; « tout mon ventre roule », disait une malade. Mais ces grandes douleurs qui peuvent durer quelques instants ou des heures entières, être uniques, ou au contraire reparaître fréquemment, n'apparaissent que par crises. Néanmoins, certaines de ces crises ont une durée beaucoup plus longue, ce sont celles-là qu'on a nommées *entéralgie*. Nous allons en aborder immédiatement l'étude, sans décrire en détail les symptômes secondaires nerveux de la colite. L'entéralgie peut-être diffuse et siéger dans tout l'abdomen, mais il n'en est pas toujours ainsi.

Chaque sujet a pour ainsi dire une localisation spéciale de la douleur. Parfois elle siège dans toute l'étendue du côlon, et le sujet, invité à en préciser le siège, trace avec son doigt un grand fer à cheval à concavité inférieure ; parfois elle ne siège que dans l'un des angles, ou l'un des segments du côlon, le côlon transverse, simulant la gastralgie, ce qui faisait dire à Trousseau : « Dans beaucoup de circonstances, les douleurs coliques sont prises pour des douleurs stomacales, et il faut dire que dans la moitié des cas, surtout chez le vieillard, cette douleur siège dans le côlon » ; l'S iliaque, le cæcum enfin. Ces crises d'entéralgie sont très importantes à connaître, car elles s'accompagnent de symptômes généraux et réactionnels qui peuvent occasionner et ont occasionné de graves erreurs de diagnostic. Voici comment propose de les classer Froussard :

- 1° Crises d'entéralgie
  - *a)* généralisée
    - simple.
    - à type d'obstruction intestinale.
    - dysentériforme.
  - *b)* localisée
    - type gastralgique.
    - type de sigmoïdite.
    - type néphrétique.
    - type hépatique.
    - type de typhlite (entéro-typhlo-colite de Dieulafoy).
- 2° Crises à allures infectieuses, forme typhoïde.

Les symptômes généraux sont, avons-nous dit, très

importants. Quels sont-ils ? C'est surtout une exagération des symptômes habituels de l'entéro-colite, que l'on observe avec des troubles nerveux surajoutés. Sous l'influence d'une cause banale quelconque, d'un écart de régime, d'un excès, d'une fatigue, que ce soit dans le domaine physique ou dans le domaine intellectuel, on voit la constipation augmenter : « à ce moment-là, dit Malibran, l'état des malades est satisfaisant. Ils sont dans un état de grand bien-être. Mais les voilà bientôt pris d'une débâcle formidable. Leur facies alors devient pâle, terreux ; leurs yeux sont creux, leurs forces défaillantes, leur pouls est misérable et ils sont dans un état syncopal presque permanent. Cette prostration ne cède que graduellement, tant, par voie réflexe, cette poussée de colite a retenti sur leurs centres nerveux ».

Leur sommeil est agité, les réveils fréquents ; la douleur dans ces cas-là est réellement atroce, généralisée, avons-nous dit, ou bien localisée. Nous ne rechercherons que les caractères de celle-là et, sans nous arrêter sur les divers types sigmoïdes, gastriques, hépatiques ou néphrétiques, nous étudierons la localisation cœcale.

Les crises d'entéralgie à localisation cœcale, le type de typhlite de Froussard, d'entéro-typhlo-colite de Dieulafoy ont été bien étudiées par ce dernier qui, dans sa communication à l'Académie de médecine de 1897 et dans ses leçons cliniques de l'Hôtel-Dieu [98-99], les différencie radicalement de l'appendicite avec laquelle elles peuvent être et ont été confondues. Nous étudierons ses arguments, en pathogénie, de même ceux de ses contradicteurs, à l'opinion desquels nous nous rangeons, et avec eux nous désignerons ces crises sous le nom de crises d'appendiculo-typhlo-colites. La douleur localisée dans la fosse iliaque droite, si près de l'appendice, dit Dieulafoy, qu'on aurait autrefois, et avec raison, porté le diagnostic de typhlite, peut néanmoins présenter quelques irradiations dans tout le côlon ascendant et jusqu'au côlon transverse. A l'examen physique, on ne trouve pas d'empâtement, ou de la défense de la paroi bien nette, mais on peut dans certains cas rencontrer une induration dans la région cœcale; dans d'autres cas, au contraire, le cœcum est distendu par des matières et des gaz. Les autres symptômes se retrouvent au grand complet : constipation avec débâcle intestinale, issue de matières glaireuses, sanguinolentes, dysentériformes, phénomènes nerveux le plus souvent, tels que nous les avons décrits, vomissements, prostration, état syncopal. Tout ce tableau ne ressemble-t-il pas à celui de l'appendicite ? Il nous semble qu'on peut les superposer point par point, surtout si nous rappelons que l'appendicite n'est pas seulement la maladie bien décrite dans tous ses symptômes que tout le monde connaît, mais qu'elle se complique ou bien qu'elle est précédée de certains symptômes moins bien connus, qui la défigurent, qui la masquent, symptômes que nous allons voir se rapprocher étrangement de ceux que nous venons de décrire. L'appendicite n'a pas toujours, en effet, le début brusque qu'on lui connaît ; l'appendicite chronique d'emblée existe, et celle là est fréquemment, pas toujours, précédée de troubles prémonitoires sur lesquels J. Simon a insisté. Ce sont des douleurs abdominales, tantôt vagues, tantôt aiguës, ce sont des débâcles diarrhéiques à selles bilieuses, glaireuses, quelquefois sanguinolentes, accompagnées de coliques qui laissent une sensibilité générale de tout l'abdomen ; puis, ce sont plus tard les troubles nerveux qui entrent en scène : mauvais appétit, mauvaises digestions, quelques vomissements.

Le sommeil se perd, des migraines apparaissent. Alors les douleurs prennent un caractère plus aigu et se présentent par paroxysmes. Si l'on examine à ce moment l'abdomen du malade, on ne constate guère de localisations, sauf peut-être des points plus douloureux dans la fosse iliaque droite, la paroi manque de souplesse, à la palpitation, on peut enfin trouver le cæcum induré. Sur ces entrefaites survient une véritable crise d'appendicite qui tranche le diagnostic. « L'intestin s'encombre d'abord, s'infecte ensuite », a dit Lucas Championnière.

Tel est le tableau des accidents prémonitoires de l'appendicite, tableau que l'on aurait tort de considérer comme la règle, mais qui est néanmoins très fréquent, nous le répétons. Ne ressemble-t-il pas d'une façon complète à celui des crises d'entéralgie, type appendiculo-typhlo-colique, que nous avons essayé d'esquisser ci-dessus ? Oui, tout y est : les symptômes fonctionnnels, les symptômes généraux, les symptômes physiques eux-mêmes, et on voudrait les attribuer à deux maladies différentes, à deux maladies qui ne seraient pas confondues l'une dans l'autre ? Ce ne serait guère logique. Nous croyons en effet que les crises appendiculo-typhlo-coliques, ne sont, le plus souvent autre chose que de véritables crises d'appendicite. Que dans certains cas, ce soit l'intestin qui ait été infecté primitivement, d'accord; que l'appendicite n'ait été que le troisième stade d'une infection due à la présence continue des matières dans l'intestin, nous le concédons volontiers, mais, si nous nous répétons, qu'on nous excuse, l'appendicite existe sans l'intermédiaire d'entérite chronique, par conséquent, une infection primitive de cet organe peut parfaitement se propager à l'intestin ; ce n'est ni l'anatomie, ni l'anatomie pathologique qui s'y opposent, nous venons de voir que les symptômes peuvent être identiques et cela assez fréquemment ; aussi nous basant une fois de plus, sur le fait que l'entérite muco-membraneuse se complique assez rarement d'appendicite chronique, nous concluons une fois de plus qu'il peut arriver quelquefois qu'une entérite complique une appendicite. C'est d'ailleurs ce que nous tenterons de démontrer d'une façon plus péremptoire dans le chapitre suivant.

ÉTIOLOGIE ET PATHOGÉNIE

Étiologie

L'étiologie de l'entéro-colite muco-membraneuse — nous n'avons pas à nous occuper ici de celle de l'appendicite — est assez compliquée. Le nombre considérable de facteurs que l'on a invoqués montre bien qu'il est assez difficile de connaître au juste celui qui occasionne le plus immédiatement cette affection, il ne sert au fond, qu'à cacher notre ignorance. Néanmoins, l'entéro-colite est une affection fréquente, très fréquente même, si l'on en croit Potain qui, sur un relevé de 2.000 malades, l'a constatée 103 fois, soit environ 5 pour 100.

Causes prédisposantes. — *Sexe.* — Les femmes sont beaucoup plus souvent atteintes que les hommes : 2 contre 1 (Lyon), 80 pour 100 (Litten), 250 sur 460, d'après Bottentuit, soit seulement 50 pour 100 environ.

Age. — C'est surtout dans l'âge adulte que l'on rencontre cette maladie, principalement entre 25 et 45 ans. Néanmoins elle est aussi très fréquente chez les enfants, si l'on en croit Guinon, qui montre même à ce propos ses rapports avec l'appendicite, dans ce qu'il appelle la « dyspepsie intestinale » car, chez les enfants, dit-il : « les différentes parties du tube digestif n'ont pas d'individualité pathologique, une partie ne peut s'enflammer sans que les autres s'en ressentent. »

Hérédité. — L'hérédité a été fréquemment invoquée, soit directe, soit indirecte. L'entéro-colite muco-membraneuse, avons-nous dit dans notre définition, se rencontre chez les sujets neuro-arthritiques, par conséquent soumis à la double hérédité, nerveuse et arthritique. Dans les antécédents, surtout maternels, on note souvent l'hérédité similaire, c'est-à-dire, la constipation et l'émission de glaires ou fausses membranes. Au point de vue arthritique, on note dans les antécédents héréditaires et personnels, tous les stigmates de la diathèse : migraine, hémorrhoïdes, obésité, goutte, gravelle, diabète même, etc. Le nervosisme est, en général, très marqué : bizarreries de caractère, phobies, neurasthénie, hystérie, épilepsie, etc. Enfin, nous ferons observer que c'est surtout dans les classes aisées, les plus éprouvées d'ailleurs par les atteintes de l'arthritisme, que l'on observe l'entérite.

Causes déterminantes. — Toutes les fautes contre l'hygiène : vices de l'alimentation, régime trop exclusif, abus des purgatifs, surtout salins, abus des lavements, vie trop sédentaire, les hémorrhoïdes, les ptoses abdominales, l'hyperchlorhydrie, etc. Tout cela peut se ramener à la seule constipation. C'est elle, en effet, qui est la grande cause, quelle que soit la sienne, de l'entéro-colite; on a enfin signalé l'appendicite. Nous allons voir ce qu'il en faut penser.

Pathogénie

Nombreuses, très nombreuses sont les théories qui cherchent à expliquer les symptômes et les lésions de l'entéro-colite muco-membraneuse. Pour plus de clarté, nous allons diviser cette partie de notre travail, la plus importante de toutes, en trois parties bien distinctes, en laissant de parti pris la pathogénie de l'appendicite de côté, d'abord parce qu'elle est encore discutée, ensuite parce qu'elle est toute spéciale et qu'elle emprunte des caractères spéciaux à la disposition, à la structure, au rôle de l'appendice, ce qui est sans intérêt pour notre sujet, si ce n'est pour démontrer, ce que tout le monde pense aujourd'hui, que l'appendicite est presque toujours primitive.

Dans une première partie nous étudierons rapidement la pathogénie de l'entéro-colite muco-membraneuse.

Dans une deuxième partie nous discuterons l'opinion des auteurs, pour savoir si dans un certain nombre de cas, l'entérite se complique ou non d'appendicite.

Dans une troisième partie enfin, nous défendrons nos idées propres : à savoir que, pas toujours, mais quelquefois, l'entéro-colite n'est que la conséquence d'une appendicite chronique, qui peut, d'ailleurs, être méconnue. A ce moment-là, nous donnerons les observations que nous possédons, à l'appui de notre thèse.

A. — *Pathogénie de l'entéro-colite muco-membraneuse.* — Elle se résume en deux propositions : Influence du neuro-arthritisme et constipation. Mais, tout d'abord, y a-t-il inflammation ? G. Sée le nie. Il base son opinion sur le manque de fibrine des membranes Il ne voit que l'atonie qui ne serait elle-même que sous la dépendance de troubles nervo-moteurs locaux périphériques, car, dit-il, aucune névrose ne la provoque si elle la facilite, et le traitement nerveux n'agit nullement, au contraire du traitement local. Gaston Lyon est aussi de cet avis, avec cette différence que si, pour lui, c'est la constipation habituelle qui est la principale cause, secondaire à l'atonie ou à une tumeur abdominale, l'inflammation arrive ensuite, secondairement. Buttler et Mendelson vont encore plus loin, trop loin même. Pour le premier, le fait principal est le trouble nerveux secrétoire de l'intestin, et qui est nettement sous la dépendance de l'hystérie et de la neurasthénie. Pour le second, l'entéro-colite est sous la dépendance de la neurasthénie. « Que l'on interroge avec soin, dit-il, les neurasthéniques sur leurs troubles intestinaux, et on les trouvera atteints. » Deux observations que nous relatons plus loin, lues par Rendu, à la Société médicale des hôpitaux de Paris, feront justice de ces idées. Qu'il nous suffise pour le moment de dire que de nombreux cas d'entérite chronique ne sont pas justifiables de cette étiologie nerveuse.

Nous considérons, avec Mathieu et Soupault, ces cas comme les plus rares, car, comme le dit Fleinert (1), à côté de la constipation par atonie, existe la constipation

---

(1) Fleinert. — *Berliner Klinis. Wochensch*, 1893.

spasmodique. Ce spasme, qui donne lieu aux crises d'entéralgie, est dû à une influence microbienne ; ces microbes, agissant soit directement, soit par l'intermédiaire de leurs toxines, touchent les plexus ou les centres nerveux. Et cela n'a pas lieu de surprendre, si l'on songe à toute l'abondance et à toute la variété de la flore microbienne intestinale. Tout récemment encore, Thiercelin n'a-t-il pas isolé un microbe, spécifique selon lui, de l'entéro-colite muco-membraneuse, se rapprochant du méningocoque et qui pourrait reproduire expérimentalement cette maladie ? Voilà, ce nous semble, des arguments suffisamment probants, et, sans insister davantage sur un trouble nerveux qui donne ce spasme intestinal et une hypersécrétion de la muqueuse, sans nous arrêter davantage sur l'influence de l'arthritisme, qui, d'après Langenhagen, donnerait, parmi toutes ses manifestations, l'entérite, que l'on devrait rechercher avec soin dans tous les cas, sans examiner enfin les autres théories pathogéniques, nous parlerons immédiatement de l'influence des lésions utéro-annexielles.

En 1898, inspirée par M. le professeur Tédenat, parut la thèse de Bouissou, dont voici les conclusions, dans lesquelles, d'ailleurs, il oublie de parler de l'infection de l'appendice, sur laquelle il avait insisté au cours de son travail et que nous retrouverons tout à l'heure : « L'invasion du rectum, soit par continuité, soit par propagation lymphatique d'une inflammation vaginale, utérine ou annexielle, peut se traduire par de l'entéro-colite muco-membraneuse. Ainsi peut s'expliquer la plus grande fréquence de cette affection chez la femme. Dans ce cas, au moins, l'entéro-colite ne serait plus une entité morbide, mais une complication. L'infection réciproque du rectum aux organes génitaux peut aussi se produire. Le traitement local des affections des organes utéro-annexielles améliore et guérit l'entéro-colite qui n'était que secondaire. Il existe donc une entéro-colite d'origine utérine. » Plus récemment encore, Reynès, reprenant la question, l'élargit et voit dans la propagation d'une inflammation utéro-annexielle une des causes principales de l'entéro-colite. Nous ne discuterons pas leurs arguments ; nous renvoyons au travail très complet de Bouissou, que nous ne ferions que paraphraser.

Voilà donc maintenant bien connue la pathogénie de l'entéro-colite muco-membraneuse, constipation due souvent à des troubles nerveux ou arthritiques, exaltation de la virulence des microbes, infection de la muqueuse intestinale, trouble des plexus nerveux donnant lieu à des spasmes intestinaux, avec hypersécrétion glandulaire.

A ces notions, ajoutons l'influence des lésions utéro-annexielles, nous serons à peu près complets et nous pourrons aborder fructueusement l'étude de la seconde partie.

B. *Retentissement de l'entéro-colite sur l'Appendice.* — Cette notion était déjà connue depuis longtemps. La pérityphlite des anciens auteurs était considérée comme tributaire des colites en général, de l'entéro-colite muco-membraneuse en particulier.

Déjà en 1891, J. Simon insistait sur les accidents prémonitoires de l'appendicite et établissait la filiation suivante :

1° La constipation, soit simple, soit entrecoupée de périodes de diarrhée, avec rejet par les selles de matières bilieuses et glaireuses ;

2° L'engorgement cœcal qui, à la suite d'alternatives de résolution et de rechutes, peut disparaître définitivement ou aboutir à l'épaississement des parois intestinales avec stercorhémie ;

3° Sous l'influence enfin des causes multiples, dépendantes des aliments et des excréments, de l'action du froid, des chocs, etc., etc., l'affection inflammatoire aiguë éclate lentement ou progressivement sous la paroi, ou avec une violence subite sur l'appendice.

En 1892, Talamon signale aussi l'influence des colites chroniques. C'est elle qui est la cause de la formation des concrétions intestinales (scybales, et on sait le rôle qu'il faisait jouer à ces derniers dans la genèse de la colique appendiculaire). Mais cette colite peut passer inaperçue, être légère et méconnue du malade, qui, en tout cas, ne la signale pas dans ses antécédents, et, si on ne retrouve pas de lésions à l'autopsie, il n'y a pas lieu de s'en étonner, puisqu'étant «superficielles, catarrhales, elles ne sauraient laisser plus de traces appréciables à l'œil nu, qu'une bronchite simple, ou un coryza.» En 1897, il affirmait même que l'appendicite chronique suit l'entéro-colite, appendicite chronique continue, mais qui est entre-coupée par des crises aiguës, plus ou moins espacées ou rapprochées, et par un état de souffrance abdominale continue dans l'intervalle des crises. « Fait capital, ajoute-t-il et qui différencie à lui seul les rechutes de l'appendicite chronique des récidives de l'appendicite, jamais ces crises ne donnent lieu à une perforation avec une péritonite diffuse. » Mais il va plus loin dans ses conclusions, que nous allons bien retenir, quand il affirme que la colite muco-membraneuse avec ses symptômes si caractéristiques, sa constipation intermittente et tenace, ses selles dures, formées de scybales arrondis ou ovalaires, enrobés de mucus, ses décharges douloureuses de matières glaireuses, membraneuses ou sanguinolentes, font partie presque nécessaire du syndrome de l'appendicite chronique à rechutes.

La question en était là, lorsqu'en 1897 s'engagèrent, presque simultanément, à la Société des hôpitaux, à la Société de chirurgie, et surtout à l'Académie de médecine, les mémorables discussions qui durèrent presque toute une année, sur la question de savoir si, comme le voulaient Talamon et les chirurgiens, l'appendicite chronique succédait à l'entéro-colite. Non, répond Dieulafoy, et avec lui Potain, Bottentuit, Glénard, Comby, Siredey, Mathieu. Oui, répondent les chirurgiens, surtout Reclus et Lucas-Championnière.

Ecoutons plutôt le premier, se basant sur 7 où 800 cas d'entéro-colite non accompagnés d'appendicite : « L'appendicite, s'écrie-t-il, n'est pas la suite, elle n'est pas la conséquence, elle n'est pas l'aboutissant d'une entérite, d'une entéro-typhlite, ainsi qu'on semblait l'avancer, il y a peu de temps encore, à la Société de chirurgie, car si l'appendicite n'était vraiment qu'une localisation d'une entérite, c'est alors que nous devrions la voir éclater dans ces entérites muqueuses, glaireuses, membraneuses, qui accompagnent si souvent le processus lithiasique intestinal. Or, pas plus dans le cours des entérites muco-membraneuses que dans le cours de la lithiase intestinale, on ne voit survenir l'appendicite. L'appendicite est donc autre chose que tout cela, elle est le résultat d'une infection toute locale, d'un processus tout local, qui détermine la cavité close, etc. ». Il va même jusqu'à ajouter : « Au risque de répéter encore une fois ce que j'ai déjà dit souvent, et ce que j'ai soutenu, preuves en mains, dans nos discussions académiques, du moment que vous constatez, au cours d'une crise intestinale, des symptômes et des preuves d'une entéro-colite glaireuse, membraneuse, sableuse, vous n'avez rien à redouter de l'appendicite ». Il ne s'agit pas, bien entendu, de l'appendicite vraie, car à côté de ces accidents, qui sont franchement appendiculaires, il en est d'autres (pseudo-appendicites), qui ont un siège cœcal, véritables typhlites des anciens auteurs. Cette dernière affection, dont on ne parle plus aujourd'hui, existe cependant, mais ne s'accompagnerait jamais ni de péritonite, ni de phlegmons iliaques. Elle peut se rencontrer au cours des maladies générales et des colites, et, en particulier, dans l'entéro-colite muco-membraneuse ou sableuse. Elle donne lieu à des symptômes qui vont éclater dans la fosse iliaque droite, c'est-à-dire dans les parages qui sont si voisins de l'appendice, que tels cas qui eussent été autrefois, et avec raison taxés de typhlites, sont qualifiés aujourd'hui bien à tort, d'appendicites.»

Enfin, citant l'opinion d'Hutinel, il rapporte le cas d'enfants qui présentent de l'entérite durant des mois et des années , avec souvent des poussées aiguës, véritables crises d'infection intestinale, accompagnées de symptômes alarmants et même d'érythème infectieux, de la fièvre et des vomissements alimentaires, muqueux, bilieux, verdâtres, des selles fétides, glaireuses, sanguinolentes, des douleurs abdominales, des douleurs vives, surtout au niveau du côlon descendant, souvent aussi, au niveau du cœcum. C'est dans le cas où la localisation semble prédominer à la région cœcale que l'on peut croire à l'existence de l'appendicite, et proposer l'opération, alors que l'appendicite n'existe pas. 3 enfants ont failli être opérés alors qu'ils ont guéri sans opération (ce qui est démontré aujourd'hui ne pas être une raison), car il ne s'agissait que d'une pseudo-appendicite. En somme ce n'est qu'une crise d'entéralgie à forme de typhlite, c'est ce qu'il appelle l'entéro-typhlo-colite.

A cette opinion, un peu trop exclusive, on en conviendra, Reclus porte un grand coup en développant l'opinion contraire : « D'abord, dit-il, l'appendicite n'est pas toujours cette maladie dramatique dont M. Dieulafoy a tracé le tableau. Il y a des formes atténuées, caractérisées par quelques douleurs de ventre, quelques troubles digestifs, quelques nausées, quelques vomissements, coliques appendiculaires, coliques à répétition que l'on sait bien dépister actuellement. » Il critique les observations de la statistique de Dieulafoy, celles de Potain qui datent de 1887, celles de Bottentuit qui datent de 1892 époque à laquelle l'appendicite était à peine connue (les premières discussions sur l'appendicite eurent lieu en 1890), à plus forte raison, les rapports de l'appendicite et de l'entéro-colite muco-membraneuse. Il s'attire une rectification de Potain, à laquelle il répond, d'ailleurs ; il oppose à la statistique de Bottentuit, celle de Baraduc, médecin à Châtel-Guyon, qui a vu le fait fréquemment, surtout chez les enfants, il cite enfin cinq observations inédites de malades ayant présenté des crises d'appendicite au cours d'une entéro-colite, et il conclut en affirmant que l'appendicite est « la suite, la conséquence et l'aboutissant » de trois ordres d'inflammations : 1° locale, 2° de voisinage, 3° générale. Les symptômes caractéristiques ne proviennent que de ce fait que l'appendice est une véritable fistule borgne interne, le cœcum du cœcum, dans lequel stagnent des liquides purulents ou séro-purulents, qui ont, partant, une activité et une puissance nocives plus grandes.

Après lui, Lucas-Championnière soutient les mêmes idées : Pour lui, l'infection intestinale proviendrait de ce fait qu'aujourd'hui l'on abuse du régime carné ou végétarien, et que l'on ne se purge plus comme autrefois plusieurs fois dans l'année. L'infection intestinale peut alors, ensuite, se propager jusqu'à l'appendice.

Viennent ensuite A. Robin qui défend la théorie de l'hypersthénie gastrique et de l'appendicite consécutive. Il donne la proportion de 5,17 pour 100. Le lien serait la coprostase, tributaire elle-même de l'hyperchlorhydrie ; Franz Glénard, enfin, qui, tout en se rangeant à l'opinion de Dieulafoy, met l'entérite sur le compte de la ptose viscérale :

« La colite membraneuse, dit-il, est une modalité symptomatique d'une maladie de la nutrition à la phase de ptose viscérale. Cette maladie de la nutrition est entretenue par une viciation fonctionnelle de l'appareil digestif, du foie en particulier, dont l'affection persistante constitue l'état diathésique du sujet (hépatisme). De ce que la colite membraneuse s'accompagne de crises d'appendicite, il ne semble pourtant pas qu'on soit autorisé à admettre une relation de cause à effet, en raison de la fréquence beaucoup plus grande des cas dans lesquels l'appendicite éclate sans avoir été précédée de colite : c'est à la complexité des moments étiologiques qu'on peut attribuer la coïncidence, lorsqu'elle existe ».

Nous avons vu par les opinions de Reclus et de Lucas-Championnière ce qu'il fallait penser de cette opinion, comme de celle de Dieulafoy ; Routier, d'ailleurs, avait dit : « Il est bien entendu, que par le mot d'appendicite,

M. Dieulafoy désigne tous les accidents péritonitiques et appendiculaires qui éclatent lorsque l'appendice est transformé en cavité close et nullement les lésions inflammatoires, ulcéreuses, fibreuses, que l'on retrouve dans la paroi de l'appendice, qu'il y ait ou non oblitération du canal appendiculaire. »

Nous nous croyons donc autorisé à admettre, en résumé :

1° Qu'il existe une appendicite d'origine intestinale ;

2° Que cette appendicite est surtout chronique ;

3° Qu'elle est assez rare.

C. *Retentissement de l'inflammation appendiculaire sur l'intestin.* — Au moment d'aborder cette partie de notre étude, nous nous sentons intimidé et pris par de grands scrupules. C'est à peine si nous osons, dans notre inexpérience, engager une discussion avec de grands esprits savants et documentés, comme Vorbe, Broca et Beurnier, qui n'admettent pas cette relation.

Que dit, en effet, Vorbe, que nous citerons seulement, car c'est lui qui nous paraît avoir convenablement résumé la question : « L'appendice réséqué, les accidents d'entéro-colite disparaissent-ils toujours ? Non, car dans un grand nombre des observations que nous rapportons on a continué à les noter après l'opération. Et c'est là une preuve des plus fortes. D'ailleurs en peut-il être autrement, l'ablation de l'appendice peut-elle détruire, enrayer l'inflammation du gros intestin ; la cause en persiste, quoique l'effet en soit supprimé et après l'opération la colite persiste avec tous ses phénomènes, selles glaireuses, sanguinolentes, alternant avec une constipation opiniatre ; douleurs abdominales plus ou moins intenses.

Cela ne nous paraît simplement prouver que deux choses : 1° c'est que, ou bien, ce que nous admettons, qu'une entérite primitive ait occasionné une appendicite, ou bien, que dans les cas qu'il rapporte, il est possible que l'appendicite ait évolué sans complications. Nous n'avons jamais dit que ces complications intestinales étaient fréquentes, étaient la règle, mais simplement qu'elles pouvaient exister ; 2° Vorbe se contredit lui-même, après avoir admis que la relation (entérite secondaire) peut exister, lorsqu'il ajoute que l'ablation de l'appendice ne peut pas « détruire, enrayer l'inflammation du gros intestin ». D'ailleurs, celle-ci peut parfaitement évoluer pour son propre compte, même lorsque la cause occasionnelle a disparu. Les lésions sont formées, les microbes sont là, à la virulence exaltée ; il est donc de toute nécessité d'instituer un traitement approprié. Est-il illogique d'admettre que la cause étant supprimée, l'effet peut encore persister ? Quand on a extirpé un cancer du sein, ne voit-on pas que la récidive sur place peut manquer, tandis qu'au contraire, on voit une récidive dans les ganglions axillaires ? D'ailleurs, Pozzi ne dit-il pas : « Parmi les arguments qui ont été présentés en faveur de la typhlite, il y en a qui prouvent qu'avec l'appendicite, il peut y avoir de la typhlite ; ces deux infections peuvent coïncider, mais ils ne démontrent pas qu'il peut y avoir typhlite sans appendicite. Quand les lésions de la typhlite paraissent seules exister, c'est que seules elles ont persisté ; cela ne prouve pas qu'il n'y a pas eu d'appendicite. »

« Enfin, dit Vorbe, pourquoi la cessation de tous les troubles intestinaux, après l'opération, serait-elle une preuve de la conception de l'appendicite comme maladie primitive ? L'entéro-colite peut, en effet, guérir, et la cessation de tous les troubles, après l'opération, n'être que coïncidence ». Coïncidence, c'est possible, mais elle serait bien étrange, cette coïncidence qui ferait qu'une entéro-colite datant de 6 ans, (observation VI), de 2 ans, (observation V, de Talamon), guérirait juste au moment où l'appendicectomie est pratiquée. On ne peut guère, croyons-nous, raisonnablement l'admettre.

En voilà assez, ce nous semble ; aussi, pensant avoir répondu aux arguments de nos contradicteurs, prenons à notre tour l'offensive, et demandons-nous sur quels arguments nous pouvons étayer notre thèse. Nous ne saurions mieux faire, que de citer ici, dans l'ordre chronologique les opinions des auteurs, encore obscures, peu nettes, qui évoluent pour tenter de se faire jour peu à peu. Par leur réunion, elles nous donnent un véritable faisceau de preuves.

En 1895, Czerny de Heidelberg, parlant à la suite de Fenger des post-appendicites, dit que la guérison des appendicites soumises à un traitement médical n'est souvent qu'apparente, et qu'il reste des lésions gênantes ou dangereuses ; parmi ces accidents sont l'étranglement interne, la parésie intestinale avec accumulation de matières dans le cœcum Dans ces conditions, dit-il, on doit toujours opérer. Les lésions qui se rencontrent sont fort diverses : tuméfaction inflammatoire, noyau stercoral, coudures, adhérences, petits abcès, etc.

Nous avons déjà signalé l'opinion de Talamon (1897) «la colite muco-membraneuse, avec ses symptômes si caractéristiques, sa constipation intermittente et tenace, ses selles dures, formées de scybales, arrondis ou ovalaires, enrobés de mucus, ses décharges douloureuses de matières glaireuses, membraneuses, sanguinolentes font partie presque nécessaire du syndrome de l'appendicite chronique à rechutes». Nous reproduirons ci-dessous, confirmant son dire, l'observation que nous lui avons empruntée.

La même année, Treves s'exprime ainsi : « Il est une forme de pérityphlite avec lésions cœcales, caractérisée par de la dyspepsie et de la constipation. Il y a de la flatulence, et beaucoup de ces malades ont une forme de colite légère en rendant du mucus.» Voilà qui est déjà plus affirmatif : une forme, dit-il de, pérityphlite.

Ecoutons encore l'opinion de Rendu, la même année. Il cite deux observations de femmes hystériques qui présentaient, l'une des phénomènes de péritonite ou plutôt de péritonisme, l'autre de péritonite par perforation de l'estomac, ayant eu deux hématémèses. Elles furent opérées toutes les deux par Routier ; elles guérirent, la dernière complètement de son hystérie, la première de son péritonisme, mais en conservant sa maladie nerveuse. Ces deux observations sont citées pour conclure ainsi qu'il suit : «Il n'est pas douteux que bien des désordres intestinaux, imputés soit à la constipation prolongée, soit à l'entéro-colite n'appartiennent à l'inflammation subaiguë de l'appendice iléo-cœcal. On n'a la clef de la pathogénie de ces troubles de la santé que le jour où éclatent des accidents de colique appendiculaire ou de péritonite circonscrite... Et il ajoute plus loin, ceci pour Buttler et Mendelson : c'est surtout chez les femmes hystériques que se voient ces manifestations névropathiques, annexes de l'appendicite, qui, malgré un examen des plus attentif, laissent planer un doute sur la réalité de la maladie intestinale.

En 1898, paraît la thèse de Bouissou. Décrivant, d'après

Clado, le ligament appendiculo-ovarien (1), pour montrer comment les annexites peuvent se compliquer d'entéro-colite muco-membraneuse, il admet des lymphatiques dans ce ligament : «c'est donc lui, dit-il, ou une bride qui conduit quelquefois le microbe jusqu'à l'appendice, et associé aux microbes intestinaux, suivant ou non la théorie du vase clos de Dieulafoy, le microbe s'exalte et peut produire une appendicite. Arrivé à l'intestin, le microbe traverse les couches, et, par sa propagation ou sa présence, provoque l'entérite ou l'entéro-colite, et la rectite.

L'absence de fibrine, dans les entéro-colites, dénote qu'il ne s'agit pas d'une vulgaire inflammation muqueuse intestinale. Les microbes infiltrent les parois, agissent sur les éléments anatomiques, par eux-mêmes ou par leurs toxines, qui amènent dans les plexus d'Auerbach et de Meissner, des altérations pouvant expliquer les troubles de sécrétion ou de motilité intestinales, augmentées ou diminuées ». La question est là franchement posée : que l'appendicite soit primitive ou secondaire, peu nous importe, il n'en est pas moins vrai qu'elle se complique d'entéro-colite, et qu'elle peut être le trait d'union des relations fréquentes, nous l'avons dit, entre les inflammations intestinales et utéro-annexielles.

Mais voici qui est mieux. Ewald (de Berlin) désigne (1899) sous le nom *d'appendicite larvée,* les cas dans lesquels on observe, pendant des années, des douleurs

---

(1) Ce ligament a été nié par Barnsby dans sa thèse. Pour lui, il n'existe que des rapports de contiguité entre l'appendice et l'ovaire, ce qui explique comment une inflammation peut passer d'un organe dans l'autre. Peu nous importe, on le voit pour notre démonstration.

vagues, des troubles digestifs, qu'on met sur le compte d'une affection rénale, hépatique, stomacale, intestinale. On traite ces cas médicalement, et les sujets qui en sont atteints, ne guérissant pas, finissent par être considérés comme des neurasthéniques, des hystériques, des incurables. Mais un examen attentif, permet souvent de sentir un appendice épais, douloureux à la pression (bien localisée), et vient-on à l'enlever, on constate la disparition complète et définitive de tous les accidents.

Après lui, Neugebauer rapporte 20 cas d'appendicite guéris après opération. Il cite des coïncidences d'appendicites et d'annexites, et aussi plusieurs faits d'appendicite larvée d'Ewald, caractérisée par des troubles variés des fonctions stomacales et intestinales, sans aucun signe net d'appendicite. Et, ajoute-t-il, ce que ne dit pas Ewald, malheureusement, mais qui complète admirablement sa pensée: «En cherchant,on trouve des *antécédents d'entéro-colite muco-membraneuse* ». Tout commentaire affaiblirait la portée de ces notions, portée déjà si grande, vu la compétence et l'autorité de ces deux auteurs.

Tout récemment, Rastouil, dans sa thèse : *De l'appendicite chronique*, que nous regrettons vivement de n'avoir pu nous procurer, admet trois formes, après avoir déclaré qu'elle évolue sans crises :

1° Forme douloureuse, simulant les affections rénales, hépatiques, etc. ;

2° Forme nerveuse ;

3° Forme dyspeptique, simulant les dyspepsies et *l'entéro-colite*.

Pour ce troisième cas, notamment, il conclut par l'opération, preuve qu'il admet une relation de cause à effet entre l'appendicite chronique et l'entéro-colite. C'est exactement ce que nous soutenons.

Il y a un mois à peine, enfin, G. Lyon termine ainsi son article sur l'appendicite ; nous ne saurions ne pas le citer en entier :

« L'appendicite, chronique d'emblée, existe chez les sujets atteints d'entéro-colite, et son diagnostic est souvent malaisé, parce que *les symptômes révélateurs de l'appendicite se confondent avec ceux de la colite,* ou plutôt parce que ces symptômes sont mal définis et fugaces. Les malades sont sujets à des douleurs abdominales plus ou moins vagues, *que l'on met volontiers sur le compte de la colite*, cependant un palper attentif permet, en général, de constater, à plusieurs reprises, le point de Mac-Burney et un appendice induré.

L'intervention est nécessaire, moins pour éviter les dangers d'une crise aiguë, suivie de perforation, car le plus souvent l'appendice est adhérent et oblitéré, que pour remédier aux désordres à distance qui suivent fréquemment cette forme d'appendicite (épiploïte chronique, néo-formations péritonéales sur le côlon ascendant), *et faire disparaître la colite chronique* avec les troubles fonctionnels qui l'accompagnent. *L'expérience montre en effet que l'Entéro-colite est le plus souvent modifiée par l'acte opératoire d'une façon très favorable,* sans que l'on puisse d'ailleurs expliquer sous quelle influence se produit l'amélioration. »

L'explication de cette dernière proposition est cependant, ce nous semble, très facile à trouver. Ou bien l'inflammation de l'appendice se propage à l'intestin (G. Lyon admet, nous l'avons vu, l'inflammation secondaire) par continuité, ou bien, celui-ci, ayant subi, du fait d'adhérence, des troubles dans l'innervation et la vascularisation, peut parfaitement s'enflammer primitivement, mais une appendicite, répétons-nous, est la cause de tout le mal.

Si nous résumons maintenant toutes ces notions, nous voyons que la question, entrevue par Czerny et Talamon, confirmée par Treves et Rendu, nettement posée par Bouissou, est admise par Ewald et Neugebauer. Rastouil et surtout Gaston Lyon posent des indications thérapeutiques : le premier conclut par l'opération ; l'intervention est nécessaire, dit le second.

Voilà qui est net. Nous ne croyons pas, cependant, et n'avons jamais tenté de faire croire, qu'à tous les cas d'appendicite, surtout chronique, succédait une entéro-colite muco-nembraneuse. C'est bien loin de notre pensée, mais ce que nous avons voulu démontrer, ce que nous affirmons, c'est que l'on peut rattacher à l'appendicite les crises d'entéralgie à type d'entéro-typhlo-colite, de Dieulafoy. Ce type est assez rare, nous l'avons vu en passant consciencieusement en revue les symptômes de l'entéro-colite ; par conséquent, le rapport des deux maladies est, lui aussi, assez rare. Mais il existe.

Pour preuves, nous nous sommes d'abord adressés à l'anatomie pathologique. Nous avons établi que le cæcum et l'appendice étaient un seul et même organe dont le développement avait été différent, nous avons établi que la structure des deux organes était identique, enfin recherchant les lésions que l'inflammation chronique donnait aux deux organes, nous avons établi qu'elles étaient encore identiques : gonflement, irritation, ulcération ; qu'elles pouvaient toutes les deux se traduire par du pus, et que si la forme gangréneuse n'existait pas dans les infections du gros intestin, elle était, du reste, une anomalie dans l'app endicite chronique. Nous avons encore invoqué un autre mécanisme ; celui des adhérences appendiculo-cœcales (1) qui transforment le cœcum en plusieurs cavités, produisent des troubles circulatoires et nerveux, éminemment favorables à l'éclosion d'une infection pouvant être occasionnée, d'ailleurs, par celle de l'appendicite.

Pour preuves, nous nous sommes ensuite adressé à la symptomatologie. Certains symptômes, inconstants de l'appendicite chronique nous ont paru avoir une corrélation étroite avec les symptômes que fournit l'entéro-typhlo-colite. Ils se ressemblent tellement, avons-nous vu, qu'il est parfaitement impossible, dans certains cas, de faire un diagnostic différentiel entre les deux affections ; nous tenterons néanmoins cette tâche ardue dans l'un des chapitres suivants, en cherchant à dépister une appendicite méconnue. C'est alors qu'il nous a semblé logique d'admettre que seule l'appendicite pouvait expliquer ces formes inconstantes et inattendues.

Pour preuves, nous nous sommes encore adressés à l'étiologie de l'entéro-colite. Bien que mal connue, elle nous a semblé ressembler fort à celle de l'appendicite,

---

(1) M. Tédenat possède l'observation d'un homme qui présentait des troubles d'entéro-colite muco-membraneuse avec constipation et débâcles glaireuses, sanguinolentes, muco-membraneuses. Aucun traitement ne l'ayant guéri, on avait fini par le prendre pour un hystérique. M. Tédenat pensa à l'appendicite, lui enleva son appendice qui mesurait 17 cent., et en même temps une adhérence qui soulevait le cœcum et l'avait divisé en plusieurs cavités. Guérison complète depuis l'opération, sauf cependant quelques douleurs de temps en temps.

pour laquelle on a incriminé l'hérédité arthritique et la constipation surtout.

Pour preuves, nous nous sommes adressé enfin à la pathogénie. Celle-ci nous a montré, en effet, que l'inflammation pouvait parfaitement partir de l'intestin pour gagner l'appendice. Nous avons passé en revue les trop rares auteurs qui voyaient la relation inverse, sans toutefois nettement la définir. Avec eux, nous admettons, que de même que l'intestin enflamme l'appendice, de même l'appendice enflamme l'intestin. Aucune raison plausible ne s'y oppose, mais comme on pourrait encore nous dire: « Cela peut exister, dites-vous, nous le croyons, mais cela existe-t-il ? » Nous allons immédiatement donner des observations. Oui ! les relations entre les deux affections, telles que nous les concevons, existent, et nous ne doutons pas que si l'on avait l'attention attirée de ce côté, des observations nombreuses seraient publiées, nous donnant ainsi gain de cause.

Pensant avoir répondu dans le cours de notre étude aux objections que l'on pouvait nous faire, nous ne croyons pas devoir insister davantage, surtout pour défendre une infection de voisinage, alors que l'on voit des abcès aréolaires du foie, des pleurésies, des gastrites ulcéreuses hémorragiques (*un vomito negro*), appendiculaires, ou, plus simplement même, des lésions utéro-annexielles provenant d'un appendice primitivement enflammé.

Voici d'abord deux observations montrant nettement une entéro colite succédant à une appendicite.

OBSERVATION PREMIÈRE

(*In* thèse Froussard)

Entéro-colite consécutive à 3 crises d'appendicite

Raymond F..., 12 ans, jouit d'une excellente santé habituelle. Dans les premières années de sa vie, il a eu la rougeole, la coqueluche et la varicelle. Le 10 mai 1899, scarlatine précédée de douleurs dans l'abdomen. La maladie a suivi un cours normal. L'enfant était très constipé et n'allait à la selle qu'avec des lavements.

Il se lève le 20me jour ; le 22me, il est pris de vomissements alimentaires et bilieux, qui durent 10 heures environ, et de douleurs très vives dans le côté droit de l'abdomen. On constate la présence de « peaux » dans le lavement rendu ce jour-là.

Raymond F... reste au lit pendant 6 jours ; il est soumis au régime lacté. Au bout de quelques jours la douleur cesse et l'enfant peut se lever.

Il s'agissait là évidemment d'une première crise assez légère d'appendicite.

Deuxième crise le 11 janvier 1900. Depuis mai 1899, du reste, l'enfant s'était plaint constamment de douleurs dans le côté droit de l'abdomen. Il croyait toujours s'être cogné le ventre contre un meuble.

Le 11 janvier 1900, à 7 heures du matin, il se lève pour aller au collège ; il est obligé de se recoucher : les douleurs abdominales étaient si vives qu'il se tenait courbé en deux et ne pouvait marcher.

De 8 heures du matin à 4 heures du soir, vomissements très fréquents qui se continuent dans la nuit et jusqu'à 2 heures le lendemain.

Les premiers lavements ramènent des peaux. T. 39° ; pouls fréquent.

Diète, glace sur le ventre. Amélioration le 14 janvier.

Depuis cette époque, constipation continuelle ; l'enfant ne peut aller à la selle qu'avec des lavements et il se plaint, après chaque lavement, de douleurs vives dans l'abdomen.

Le 1er mars, le Dr Mouchet, qui voit l'enfant, constate, dans la fosse iliaque droite, un cœcum gargouillant, d'où part en bas, se dirigeant vers la ligne médiane, un cordon dur, un peu plus gros qu'une plume d'oie, douloureux au toucher, représentant manifestement l'appendice. L'opération est décidée et un régime sévère est institué en attendant.

Le 29 mars, opération par le Dr A. Broca, avec l'aide du Dr Mouchet.

Incision de Roux. On trouve facilement l'appendice, qui est augmenté de volume, surtout à ses deux extrémités cœcale et libre, d'aspect normal dans l'intervalle. L'extrémité libre est particulièrement tuméfiée et congestionnée ; elle est adhérente à l'épiploon.

Section après ligature de l'appendice au ras du cœcum. Sutures de Lembert en deux plans sur le moignon appendiculaire (soie fine). Ligature du méso-appendice au catgut fin. Suture de la paroi à plans séparés par des surjets de catgut. Sutures cutanées à la soie. Suites opératoires excellentes. Réunion per primam.

Nous regrettons vivement de ne pas savoir si l'entérite a persisté, de même pour le cas signalé dans l'observation suivante.

Observation II

(*In* thèse Levrey, rapportée par Froussard)

(2 crises d'appendicite suivies d'entéro-colite)

A..., 40 ans, entre le 19 juillet 1898, salle Gosselin, service de M. Walther. Cette malade est entrée à l'hôpital pour des douleurs abdominales violentes, accusées surtout du côté droit et s'irradiant aux lombes et à la face interne des cuisses.

Elle se plaint de son estomac.

Elle est femme de chambre et n'a pas eu à faire de travail pénible.

Les parents se sont toujours bien portés ; son père est encore vivant, sa mère est morte de la grippe à 57 ans.

La jeunesse de cette femme a été maladive. A 10 ans, à la suite d'une croissance rapide, elle était faible, avait souvent des maux de tête. De 18 à 30 ans, elle a eu quelques crises de nerfs (4 environ) à la suite de fatigue. Dans ces crises, elle ne perdait pas connaissance, ne se mordait pas la langue. Tout se bornait à des secousses dans les membres supérieurs, à des claquements de dents ; à une céphalée intense.

L'éther la calmait toujours. Réglée à l'âge de 13 ans, elle l'a toujours été régulièrement, elle n'a pas encore atteint la ménopause.

Elle n'a jamais fait de fausse couche.

Elle a eu un enfant mort de bronchite à 10 mois. Depuis l'âge de 16 ans, elle a souffert de son estomac ;

elle ressent ces douleurs (sensations de brûlures) surtout après l'ingestion d'aliments. Elle ne vomissait pas.

Il y a 13 ans, elle a eu une crise sans doute d'appendicite. Elle était alors à la campagne, en Bourgogne. La veille, elle s'était promenée au soleil ; elle avait eu très chaud. Elle se promenait le lendemain matin (7 heures) dans une vallée, le long d'un étang, à l'air frais, quand subitement, elle fut prise d'un grand frisson, de grandes douleurs abdominales et de grandes envies de vomir. Elle ne perdit pas connaissance. Ramenée chez elle, le médecin lui fit prendre de l'ipéca et la mit à la diète lactée. Deux jours après le frisson disparaissait ainsi que les vomissements. Mais elle souffrait toujours dans le côté gauche de douleurs violentes (sensation d'accouchement) ; on lui applique constamment sur le ventre des cataplasmes de farine de lin, arrosés de laudanum ; malgré cela elle souffrit horriblement pendant 9 semaines. Elle ne pouvait pas dormir. Elle avait de la diarrhée et faisait des matières qu'elle compare à du riz.

Pendant les jours qui ont précédé cette crise, la malade n'avait remarqué rien d'anormal dans son état, si ce n'est une douleur dans le côté gauche « espèce de feu », dit-elle, qui la dévorait, et contre laquelle le médecin ordonna un vésicatoire.

La maladie dura deux mois.

A la suite, la malade eut, pendant deux ans environ, une constipation opiniâtre ; ce n'est que par l'usage des lavements qu'elle pouvait aller à la selle. Elle n'a pas remarqué de membranes dans ses matières. Cette constipation n'a pas été suivie de débâcle.

Au 30 juin 1898, elle est prise de violentes douleurs dans l'abdomen, avec irradiations dans les lombes, les épaules ; elles disparaissent au bout de quelques heures ; le malaise général continue.

Le 8 juillet, nouvelle poussée ; les douleurs prennent tout l'abdomen, irradiant vers la cuisse droite, les épaules ; elle a des vomissements bilieux. Elle n'a ni constipation ni diarrhée, mais, dans ses matières fécales, plutôt solides, elle remarque de petites membranes et une grande membrane, longue d'au moins 0,50 centimètres, qu'elle prend pour un tænia. Depuis lors, le malaise général, la céphalalgie, les fèces membraneuses persistent, mais la douleur se localise dans la fosse iliaque droite.

Etat actuel. — Plus de selles membraneuses. Légère constipation. Le ventre n'est pas ballonné ; la palpation révèle dans la fosse iliaque droite au point de Mac-Burney, un point douloureux bien localisé. Il n'y a pas de douleur à la palpation superficielle et profonde des parties voisines. Au point fixé, on sent un empâtement profond ; mais les muscles se défendent. Au toucher vaginal, on sent un empâtement douloureux dans le cul-de-sac latéral droit. Légère métrite. Température, 36°8. La malade a de l'anorexie ; elle a la langue saburrale ; on lui a mis de la glace sur le ventre ; depuis lors, les douleurs ont diminué.

Le 6 août 1898, M. Walther pratique l'appendicectomie. Le calibre de l'appendice paraît gros comme une plume de corbeau. Il est gros, vascularisé et présente encore de fausses membranes, très peu adhérentes, rouges, se prolongeant sur le cœcum, avec lequel, d'ailleurs, il se continuait à plein canal.

Observation III.

in thèse Bouissou, Montpellier, 1898.

Mlle M. G. à l'âge de 13 ans, exécutant des exercices de gymnastique, fait une chute sur le ventre qui provoque immédiatement une douleur intense dans tout l'abdomen, avec tendance à la syncope ; les menstrues qui étaient apparues depuis quelques mois, disparaissent à partir de ce moment.

Quelques jours après l'accident, le docteur B. appelé par la malade qui se plaint de violentes douleurs abdominales, plus spécialement localisées dans la fosse iliaque droite, constate un facies péritonéal, un pouls petit, un empâtement dans la fosse iliaque qui est le siège le plus aigu de la douleur, une forte chaleur locale ; la station debout est impossible, le moindre mouvement exaspère les douleurs.

Recrudescence de fièvre le soir. Le docteur B. diagnostique une ovarite. L'état reste stationnaire plusieurs semaines durant Le ventre est tympanisé et douloureux, l'état général est mauvais. Il y a sans aucun doute de la péritonite localisée. Dans l'impossibilité de pratiquer un examen vaginal, le docteur B. diagnostique une salpingo-ovarite droite par propagation aux trompes de l'ovarite primitive ; quelques pertes blanches ; badigeonnages de teinture d'iode sur l'abdomen ; régime diététique sévère ; immobilisation au lit.

Au bout de quelques mois, la fièvre a cessé, mais les moindres mouvements provoquent une violente douleur dans tout l'abdomen ; à la palpation, ovaire très douloureux ; on sent dans la fosse iliaque droite comme un boudin. L'état général est mauvais, amaigrissement, inappétence. Le caractère s'aigrit, la petite malade rit et pleure sans motif plausible. Les digestions sont difficiles, la constipation devient bientôt très opiniâtre, émission de glaires et de fausses membranes accompagnée des troubles intestinaux de l'entérite muco-membraneuse.

Le docteur P. appelé, confirme le diagnostic de salpingo-varite et de péritonite localisée.

Après plusieurs mois de divers traitements appropriés, infructueux, on pratique l'examen et le toucher de l'utérus. Le col est gros, épaissi, érodé. Quelques œufs de Naboth. Pertes blanches, cautérisations à la teinture d'iode, pansements ichtyolés, injections antiseptiques chaudes et fréquentes. L'entéro-colite continue.

Deux ans après l'accident initial, l'état de la malade est encore si mauvais que la station couchée est seule possible. Toutefois, grâce au traitement rationnel prescrit, chaque jour amène de l'amélioration. L'été venu, la malade peut aller suivre un traitement à la Motte-les-Bains ; elle en revient très améliorée. Les règles réapparaissent, mais d'une façon irrégulière ; elles sont si douloureuses, que la malade doit rester couchée. L'entéro-colite disparait peu à peu. Pendant l'année qui suit, les phénomènes continuent à s'amender, la malade marche, mais la voiture et la danse provoquent de vives douleurs abdominales. Les règles seraient normales si elles n'étaient douloureuses, surtout un mois sur deux. Le ventre est souple, le palper ne laisse plus rien percevoir d'anormal dans la cavité.

La guérison paraît donc acquise, quand subitement,

un an plus tard, elle est prise de violentes douleurs dans la fosse iliaque droite ; la fièvre atteint, le même jour, 41 degrés. On craint une rechute aiguë de la salpingo-ovarite, et on se prépare à intervenir.

Toutefois, un examen plus attentif fait reconnaître qu'il s'agit, cette fois, non plus d'une affection essentiellement annexielle, mais d'une véritable attaque d'appendicite, avec point de Mac-Burney et son cortège ordinaire. Ténesme rectal. Grands lavages intestinaux, bains prolongés, antiseptiques intestinaux, injections vaginales.

Tout rentre bientôt dans l'ordre, et, depuis 18 mois, la malade présente l'aspect de la plus parfaite santé. Elle n'a plus d'entéro-colite, plus de douleurs abdominales, plus de pertes blanches, la malade va à bicyclette, danse, marche sans fatigue ; les menstrues sont très régulières tous les 31 jours ; de temps en temps cependant elles provoquent le premier jour quelques douleurs ovariques. Constipation. L'état nerveux est parfait.

Père asthmatique, mère ayant subi une attaque d'appendicite et plusieurs attaques légères de coliques hépatiques. Sœur arthritique.

Sans nier que la malade de cette observation ait eu une salpingo-ovarite, nous ferons simplement remarquer ceci, que lors des premières douleurs on pouvait parfaitement avoir affaire à une appendicite (empâtement dans la fosse iliaque droite qui est le siège le plus aigu de la douleur). C'est l'opinion qui nous paraît la plus plausible. Malgré les injections et les pansements ichtyolés, l'entéro-colite continue. Et, quand guérit-elle, dès que l'appendicite a été traitée, celle-ci pouvant parfaitement avoir guéri avec un simple traitement médical. On conviendra qu'un fait comme celui-là nous donne un appoint sérieux et méritait d'être signalé.

Observation IV

(Thèse Chastanet, 1897, rapportée par Vorbe)

Louis R..., 9 ans 1/2. Entré le 4 juin 1897, salle Denonvillers à l'hôpital Trousseau. Jusqu'à l'âge de 7 ans, cet enfant jouit d'une assez bonne santé. Il faut noter cependant qu'il était très sujet à la constipation et que ses parents devaient diriger avec le plus grand soin son alimentation et lui donner une nourriture rafraîchissante pour le faire aller à la selle.

Ses parents racontent qu'en mai 1895, l'enfant, ayant mangé des queues d'asperges fut pris, huit jours après de troubles intestinaux avec nausées, pour lesquels on lui administra un vomitif, puis un purgatif. Il aurait ainsi rendu ses queues d'asperges. Mais en même temps, il évacua du sang en notable quantité, Au bout d'un mois, il était rétabli, et les selles étaient régulières. En mai 1896, expulsion de membranes dont quelques-unes avaient 40 centimètres de longueur sur un centimètre de largeur. Les membranes disparaissent. Le 13 novembre, à l'occasion de coups de pieds qu'il avait reçus dans le dos, la hanche et dans la fosse iliaque droite, malaise général, état fébrile; le 15, purgation. L'enfant rend une énorme quantité de membranes et plusieurs caillots de sang. Dès ce moment, il éprouve des douleurs dans la fosse iliaque droite, il a fréquemment des nausées, sans vomissements, avec de la fièvre. Péritonite généralisée le 20 novembre. Le 27, localisée nettement à droite. La température s'abaisse, le ventre est encore gonflé, mais souple, sauf au niveau de la fosse iliaque droite, qui est le siège d'une tumeur très douloureuse. Le malade va de mieux en mieux. Traitement médical. En janvier, guéri, mais les garde-robes contiennent encore des membranes.

Il est probable que, dans cette observation encore, le malade dont il s'agit a été atteint d'une première crise d'appendicite, que l'entérite est venu se greffer sur cette maladie. Il a une nouvelle poussée que l'on traite médicalement et son intensité diminue notablement, il est regrettable toutefois que nous n'ayons pas eu la pierre de touche du traitement chirurgical. Voici qui est plus démonstratif.

Observation IV

(Talamon. — Soc. des hôp. de Paris)

Homme de 36 ans. Troubles intestinaux depuis l'enfance. Depuis deux ans souffre continuellement du ventre avec paroxysmes douloureux à droite, l'obligeant à prendre le lit 8 à 12 jours tous les mois, tous les deux mois Douleur parfois atroce, syncopale, suivie de vomissements répétés. *Colite muqueuse dans l'intervalle.* Résection de l'appendice. *Plus de crise depuis 4 ans.*

Observation VI

(Inédite. — Professeur Tédenat)

Appendicite chronique. — Alternative de constipation et de diarrhée glaireuse. — Ablation de l'appendice. — Guérison.

(Observation recueillie par M. Fuster)

Henri C..., frère des écoles chrétiennes, âgé de 27 ans, entré le 15 novembre 1894, dans le service de M. le Professeur Tédenat.

Sœur morte de tuberculose pulmonaire. H. C. a joui d'une santé satisfaisante jusqu'en janvier 1886. A ce moment-là, il est pris de bronchite avec amaigrissement, etc. Cet état dure pendant près d'un an, puis la santé se rétablit.

En février 1888, douleurs abdominales vives, avec quelques vomissements. Les douleurs persistent, localisées dans la fosse iliaque droite, mais très atténuées ; de loin en loin, elles reviennent vives dans la fosse iliaque, mais durent à peine quelques heures.

Depuis son attaque douloureuse du mois de février 1888 constipation qui dure 4, 6 jours, et est suivie de selles fréquentes, avec coliques, glaires et mucosités rubanées. Le malade prend souvent de grands lavements boriqués, sans grand profit.

En juin 1893 : coliques subites, violentes, vomissements bilieux, constipation. Ventre douloureux, tendu. Empâtement dans la région cœcale (renseignements fournis par le docteur F.). Cet état dure 18 jours, le malade reprend alors son travail, mais la constipation suivie de selles glaireuses continue.

En février 1894, nouvelle crise qui dure 15 jours.

En avril 1894, quatrième crise, très forte, qui dure 25 jours, vomissements bilieux, douleurs dans la fosse iliaque droite, constipation, dysurie. La crise se termine par une diarrhée abondante qui dure pendant 3 jours, avec glaires non sanglantes.

En octobre 1894, autre crise qui dure 15 jours.

Petite crise qui dure 4 jours, la semaine avant l'entrée du malade à l'hôpital.

Examen le 15 novembre. — Malade maigre, faible, facies altéré, pâle. Constipation, dyspepsie. Ventre légèrement distendu, douloureux un peu partout, mais surtout dans la fosse iliaque droite, où existe un empâtement très net, peu étendu.

Opération le 22 novembre. — Laparotomie latérale. Appendice rouge, tendu, tuméfié, allongé le long de la face interne du cœcum. Il adhère au cœcum, et des adhérences le fixent à des anses de l'iléon. Péritoine épaissi. Résection de l'appendice. Suture du méso. Méche de gaze Suture de la paroi, laissant juste le passage du drain de gaze.

Quelques vomissements chloroformiques (?) dans l'après-midi. Le soir, pouls à 80. Température 37°8.

24 novembre. — Drain de gaze enlevé. Malade bien.

26. — Selle abondante, spontanée.

30. — Les fils sont enlevés. Guérison parfaite.

Le malade sort le 8 décembre 1894.

M. Tédenat l'a revu en janvier 1897, et a eu de ses nouvelles en juin 1899. Santé bonne, selles régulières, sans constipation, sans glaires, sans mucosités.

PRONOSTIC

Réduite à elle-même, à ses formes ordinaires, l'entéro-colite muco-membraneuse ne comporte pas un pronostic bien sombre. Il n'en est pas de même de ses formes anormales, et, en particulier, de la forme de typhlite. Chez l'adulte, cette forme s'accompagne de crises douloureuses très pénibles, et le malade redoute tellement les débâcles diarrhéiques qu'il tâche d'être aussi longtemps constipé que possible. Cette coprostase retentit sur les centres nerveux, lesquels augmentent encore les troubles intestinaux, ce qui est un cercle vicieux (G. Lyon). Chez l'enfant, on retrouvera les stigmates du rachitisme, il se développera peu, sera chétif, malingre, et toujours sous le coup de complications aiguës et infectieuses graves. Enfin il existe une véritable cachexie entéro-colitique.

Pour ce qui est de l'appendicite, même de l'appendicite chronique, la seule dont nous ayons à parler, le pronostic est toujours sérieux. Sans doute, on n'a pas le plus souvent à redouter le danger d'une perforation ou d'une gangrène de l'appendice, bien qu'il en existe des observations et que Broca ait signalé « des épisodes aigüs, des crises sérieuses, graves, mortelles même », mais la menace en est toujours là, et le malade reste exposé à toutes les complications inflammatoires : épiploïtes chroniques, néoformations sur le côlon ascendant, ou nerveuses, neurasthénie, hystérie. Il devient, à la longue, un véritable infirme. Nous verrons que l'on doit proposer l'opération à ces malades, lorsque la présence d'une affection appendiculaire est bien reconnue. Le moment est donc venu de nous occuper de reconnaître cette affection, autrement dit, de nous occuper du diagnostic.

DIAGNOSTIC

« Les crises d'entéro-typhlo colite, dit Froussard, ne sont pas toujours faciles à distinguer, sinon de l'appendicite suraiguë, tout au moins des crises appendiculaires. Dans la typhlo-colite, la douleur est plus diffuse, à maximum nettement cœcal, avec irradiation dans le côlon ascendant et transverse, le ventre reste souple et dépressible.

Dans l'appendicite, la douleur est plus nettement localisée au point de Mac-Burney, il y a de l'hyperesthésie cutanée, de la défense de la paroi, de la submatité ou même sensation de tumeur dans la fosse iliaque droite. »

Tous ces signes différentiels, on le reconnaîtra, sont bien peu nets. D'abord la douleur, au lieu d'être bien localisée au point de Marc-Burney, peut être plus diffuse dans l'appendicite ; le ventre n'est pas toujours souple et dépressible dans la colite, et nous avons vu qu'on peut dans ce cas sentir un empâtement profond, une induration que le palper le plus attentif ne permet pas de trouver dans certaines appendicites. Ces signes donnent même un sérieux appoint à notre thèse, quand nous soutenons que ces crises d'entéro-typhlo-colite seraient mieux nommées, crises d'appendiculo-typhlo-colite. Ce n'est donc pas un diagnostic différentiel que nous devons faire, nous devons. au contraire, chercher s'il n'existe pas de signe pouvant nettement et fermement nous faire porter le diagnostic d'appendicite. Ce signe existe. Poncet a surtout insisté sur sa recherche. On devra pratiquer le toucher rectal combiné au palper abdominal, et cela, toutes les fois que dans une entéro-colite, ou bien le traitement médical ayant échoué, l'on recherche la cause de la maladie, ou bien quand on a affaire à des crises d'entéralgie localisées dans la fosse iliaque droite. Par cette exploration seule, on pourra savoir si l'appendice est en cause, s'il est enflammé, s'il existe de l'induration ou même une collection purulente. Chez la femme, au toucher rectal, on pourra associer le toucher vaginal, qui, nous l'avons vu dans une de nos observations, a permis de sentir l'empâtement douloureux. Ainsi sera diagnostiquée avec certitude une appendicite compliquée d'entéro-colite et alors le traitement à instituer sera plus judicieux.

TRAITEMENT

Une entéro-colite coexiste avec une appendicite : quel traitement devons-nous faire subir au malade ? Czerny, Rendu, Ewald, Neugebauer, Rastouil, G. Lyon répondent pour nous. On doit intervenir. Pourquoi ? Parce que, dit Czerny, le traitement médical est presque toujours insuffisant pour guérir l'appendicite chronique (bien que dans deux de nos observations il ait réussi) ; parce qu'on trouve des lésions : coudures, adhérences, petits abcès, épiploïte chronique, néoformations sur le côlon ascendant que le malade a tout intérêt à voir disparaître et qui ne peuvent guérir que par l'intervention, parce qu'en second lieu, une entérite rebelle à tout traitement, qui n'est qu'une post-appendicite, pourra guérir ou sera, en tous ces cas, bien améliorée, parce qu'enfin la lésion primitive de l'appendice est là, menaçante, et peut dans certains cas, subir des poussées aiguës, aboutir à la perforation et entraîner la mort. Donc, on doit tenter l'intervention chirurgicale.

Quand doit-on intervenir ? On n'est guère appelé à faire le diagnostic d'appendicite que dans deux conditions, à notre avis : ou bien au moment d'une crise d'appendiculo-typhlo-colite, ou bien quand un malade a vainement essayé tous les remèdes, consulté plusieurs médecins sans être le moins du monde soulagé. Dans le premier cas il est préférable d'attendre pour opérer à froid (n'est-ce pas d'ailleurs la doctrine la plus généralement mise en pratique aujourd'hui pour l'appendicite aiguë ou subaiguë ?) et dans ce cas l'on n'a guère à craindre de perforations et de péritonite ; dans le second cas on pourra parfaitement opérer séance tenante.

Comment enfin doit-on opérer ? C'est ce que nous n'avons pas à étudier ici. Les diverses méthodes et les divers procédés sont exposés partout.

Mais nous n'aurions pas terminé ce chapitre si nous ne disions que, malgré l'opération, les troubles d'entéro-colite peuvent continuer, quoique bien atténués dans leur intensité. Il faudra alors instituer le traitement médical, que nous n'avons pas d'avantage à envisager ici, traitement médical qui agira très activement et assurera dans presque tous les cas la guérison.

CONCLUSIONS

1° *a*) Il existe une entéro-colite muco-membraneuse consécutive à l'appendicite — Elle est assez rare.

b) C'est presque toujours d'une appendicite chronique qu'il s'agit.

2° On peut, dans ce cas, considérer les crises d'entéro-typhlo-colite comme des crises d'appendiculo-typhlo-colite, sous la dépendance d'une appendicite chronique.

a) L'anatomie pathologique et les symptômes le démontrent.

b) L'expérience aussi, puisque la résection d'un appendice chroniquement enflammé amène dans la plupart des cas, la disparition des accidents.

3° Il faudra penser toujours à la possibilité d'une appendicite dans les entéro-colites pour lesquelles le traitement médical se montre insuffisant, ou bien dans celles qui présentent des crises avec douleurs dans la fosse iliaque droite, et la rechercher, car cette affection livrée à elle-même, ne guérit que rarement et peut procurer des lésions irrémédiables, avec toujours la possibilité de l'éclosion d'accidents aigus d'appendicite.

4° Si les signes ordinaires sont insuffisants pour faire le diagnostic d'une appendicite chronique, on s'adressera au toucher rectal ou au toucher vaginal, combiné au palper abdominal.

5° Il conviendra de faire l'ablation de l'appendice. Si les troubles d'entéro-colite persistent ; on instituera un traitement spécial.

INDEX BIBLIOGRAPHIQUE

Voici le titre des ouvrages qui nous ont paru se rattacher étroitement à notre sujet :

Académie de médecine, 1897-98.

Beaussenat. — Appendicites expérimentales. Thèse Paris, 1896-97.

Beurnier. — Quelques réflexions à propos de la colite muco-membraneuse et de l'appendicite qui se produit au cours de cette maladie. *Journal des Praticiens*, 10 février 1900.

Czerny. — 24me congrès de la soc. allem. de chir. de Berlin (1895), In *Soc. de Chir.*, 1896, p. 320.

Dieulafoy. — Leçons cliniques de l'Hôtel-Dieu, 1896-97, 1897-98, 1898-99.

Ewald. — 28e congrès allem. de chir. In *Rev. de Chir.*, 1899, p. 498.

Gigou. — De l'appendicite d'origine cœcale. Th. Paris, 1900, n° 123.

Guinon. — Formes de la colite chez l'enfant. Traitement de la colite chez l'enfant, 1898, *Rev. mens. des malad. de l'enf.*

Lyon. — Article appendicite. In *Clinique thérapeutique,* p. 341, 4e éd., 1902.

Neugebauer. — *Prager med. Wochensch.*, 1900, nos 37-38, in *Central-blatt für Gyn.*, 28 mai 1901.

Porter. — Colitis, constipation, and appendicitis their etiologie relations, Chicago, 1900, XXXV, 1526.

Rastouil. — De l'appendicite chronique. Th. Paris, 1901.

Revue de chirurgie, 1897-98.

Simon (Jules). — Des accidents prémonitoires des typhlites, pérityphlites et appendicites. *Bull. Méd.*, 1891.

Société de Chirurgie, 1896-97.

Talamon. — *Soc. méd. des hôp.*, 1897.

Treves. — *System of medecine*, vol. 3, p. 915, 1897.

Vorbe — Des rapports de l'appendicite et de l'entéro-colite muco-membraneuse, Thèse Lyon, 1898.

On pourra encore consulter utilement les ouvrages suivants :

Anghel. — Pathogénie de l'appendicite. Thèse Paris, 1896-97.

Annales de médecine militaire, 1898.

Barnsby. — Appendicite et annexite. Thèse Paris, 1898.

Blondel. — De la colite muco-membraneuse envisagée dans ses rapports avec les affections gynécologiques. Traitement, *In Bull. et mém. Soc. de thérap.*, 1897.

Boardman. — *Boston med. and surg. journal*, 1883.

Bottentuit. — Catarrhal enteritis. *British med. journal*, 1892.

Bouissou. — De l'entéro-colite muco-membraneuse d'origine utérine. Thèse Montpellier, 1898.

Brewer. — *Ann. of surgery*, New-York, In *Vie med*, août 1900.

Broca. — L'appendicite, formes et traitement, 1900.

Buttler. — Membranous enteritis, its pathological character and treatment. *New-York Med. Journal*, 1895.

Canet. — De l'entérite muco-membraneuse. Thèse Paris, 1897.

Cautru. — Complications nerveuses de l'entérite muco-membraneuse, 1895, *Méd. Mod.*

Condamin et Voron. — Contribution à l'étude des pseudo-appendicites. Paris I. B. S. 1900.

Delagenière. — Congrès franç. de chir. 1897 et XIIIe cong. intern. de méd., section de gyn., 1900.

Delbet. — Article sur l'appendicite. *In* traité de chirurgie.

Dubois. — Appendicite et hystérie. Thèse Paris, 1900, n° 163.

Ewald et Manneberg. — Discussion au XIIIe cong. intern. de méd., 3 août 1900.

Feyat. — De la constipation et des phénomènes toxiques qu'elle provoque. Thèse Lyon, 1890.

GLASGOW. — Pseudo-membranous enteritis and its relations to abdominal surgery. Ann. gyn. a. ped. de Boston, 1900, XIV, 178-179.

JOLLET. — Crises appendicitiformes. Constipation. Persistance des symptômes. *Soc. méd. des hôp. de Paris*, 1898, p. 719-721.

JULIÉ. — Appendicite dans le cours d'une colite muco-membraneuse *Arch. de méd. et de pharm. mil.*, 1898, 224.

KLEMM. — Ueber die chronische form der app. *St-Pétersbourg Méd.*, 1900, XIV, 437.

LABOULBÈNE. — Recherches cliniques et anatomiques sur les affections pseudo-membraneuses, 1861.

LANGENHAGEN (de). — Revue générale. *Sem. Méd.*, 1898.

LEREBOULLET. — Contribution à l'étude de quelques accidents dus à la constipation. *Gaz. heb. de méd. et de chir.*, 1875.

LETCHEFF. — De la colite muco-membraneuse chez les utérines. Thèse Paris, 1895.

LUCAS-CHAMPIONNIÈRE. — *Journ. de méd. et de chir.*, 10 mars 1901, art. 18.914.

LYON. — *Revue in gaz. des hôp.*, 1889.

— Traitement de l'entérite muco-membraneuse. *Revue de thérap. méd. chir.*, 1894.

— L'entéro-colite muco-membraneuse. Paris 1900.

MALIBRAN. — L'atonie intestinale et ses complications. Paris, 1889.

MANNABERG. — Pathogenese and patologische anatomie der Enterocol. *Wien med. Wochenschr*, 1900.

MATHIEU. — Traitement de l'entérite muco-membraneuse. *Gaz. des Hôp.*, 1894.

— Thérapeutique des maladies de l'intestin, 1895.

— Sur les rapports de la néphroptose et de l'entérite muco-membraneuse. *Soc. de thérap.*, 1897.

— Trait. de la colite muco-membran. *Soc. de thérap*,. 1897.

MAYO. — The ileo-cœcal orifice and its bearing on chimic constipation, with report of two cases relieved by operation. *Ann. surg. Philadelphie*, 1900, XXXII, 364-368.

MENDELSON. — Mucous colitis a functional disease. *Med. Record.*, 1897.

MENDEZ. — Colitis pseudomenbran. pathogenia y tratiamento. *Rev. soc. med. Argentini*, Buenos-Ayres, 1900, VIII, 290-307.

OZENNE. — De la colite pseudo-membraneuse chez les utérines. *Jour. de méd. de Paris,* 1893.

PHILIPS. — Etiology, pathog. and treatment of entero-colitis. Cleveland, M. Gaz, 1899, 431.

POTAIN. — *Bull. soc. anat..,* 1857.

— De la colite chronique. *Sem. Méd.*, 1887.

— De la constipation. *Sem. Méd.,* 1889.

ROBIN. — Mucus concret de l'intestin. Traité des humeurs, 1874.

— *Bull. thérap.,* 1898.

ROTHMAN. — Ueber enterites membranana. *Deutsche Med. Wochenschr.*, 1893.

SÉE (Germain). — Des dyspepsies gastro-intestinales, 1883.

— Communication à l'Acad. de méd., 1881.

— De l'entérite mucino-membraneuse et de son traitement. *Bull. Méd.,* 1893.

SIREDEY. — Note pour servir à l'étude des concrétions muqueuses membraniformes de l'intestin. *Soc. méd. des hôp.*, 1866.

SOUPAULT. — Entéro-colite muco-membraneuse. In *Manuel de Médecine,* Debove et Achard, t. V.

— Traitement de la constipation. *Soc. de thérap* , 1899.

THIERCELIN. — *Société de biologie,* 1899.

TROUSSEAU. — Leçons sur les dyspepsies. *Un. Méd.*, 1857.

VOUZELLE. — De la colite muco-membraneuse, 1899.

WALTHER. — Des troubles digestifs de l'appendicite chronique. *Soc. de chir.*, 1900, 254-258.

WANNEBROUCQ. — Notes sur l'entérite pseudo-membraneuse. *Journ. de méd. du Nord,* 1863.

www.ingramcontent.com/pod-product-compliance
Lightning Source LLC
LaVergne TN
LVHW050427160826
845677LV00002BA/585

* 9 7 8 2 3 2 9 6 8 9 3 5 7 *